INHALTSVERZEICHNIS

1. Einführung in Cialis

o Was ist Cialis (Tadalafil)?

O Wie wirkt Cialis?

O FDA-Zulassung und Verwendung

2. Indikationen und Verwendung

o Behandlung von erektiler Dysfunktion (ED)

o Behandlung von benigner Prostatahyperplasie (BPH)

o Pulmonale arterielle Hypertonie (PAH) und Verwendung in Kombination mit anderen Behandlungen

3. Dosierung und Verabreichung

o Empfohlene Dosierung bei erektiler Dysfunktion

o Empfohlene Dosierung bei BPH

o Dosierung bei pulmonaler arterieller Hypertonie

o Einnahme von Cialis (Pillenform, Einnahmezeitpunkt usw.)

o Informationen zu vergessenen Dosen

4. Wirkungsweise von Cialis im Körper

o Wirkmechanismus

o Auswirkungen auf die Durchblutung und Stickstoffmonoxid

5. Nebenwirkungen

o Häufige Nebenwirkungen

o Schwerwiegende oder seltene Nebenwirkungen

o Allergische Reaktionen

o Auswirkungen auf Seh- und Hörvermögen

6. Vorsichtsmaßnahmen und Warnhinweise

o Wer sollte Cialis nicht einnehmen? O Vorerkrankungen

(Herzkrankheiten, Nierenprobleme usw.)

o Wechselwirkungen mit anderen Medikamenten

o Wechselwirkungen mit Alkohol und anderen Medikamenten

7. Cialis im Vergleich zu anderen Potenzmitteln

o Vergleich mit Viagra (Sildenafil)

o Cialis im Vergleich zu Levitra (Vardenafil)

o Cialis im Vergleich zu Stendra (Avanafil)

o Langzeitwirkungen und Überlegungen

8. Überlegungen zum Lebensstil

o   Ernährungs- und Trainingsempfehlungen für eine verbesserte Wirksamkeit

o   Stressmanagement und psychologische Überlegungen bei der Behandlung von Potenzstörungen

9. Cialis kaufen

o Rezeptpflicht

o Generisches Cialis im Vergleich zum Markenprodukt

o Online-Apotheken: Risiken und Überlegungen

10. Häufig gestellte Fragen (FAQs)

o Kann ich Cialis täglich einnehmen?

O Kann Cialis von Frauen eingenommen werden?

O Wie lange hält die Wirkung von Cialis an?

O Was passiert bei einer Überdosis Cialis?

11. Patientenberichte und Fallstudien

o Wirksamkeit bei verschiedenen Populationen

o Fallstudien erfolgreicher Behandlungen

o Erfahrungsberichte von Anwendern

12. Schlussfolgerung

o Zusammenfassung der wichtigsten Punkte

o Zukünftige Entwicklungen bei der Behandlung von erektiler Dysfunktion und benigner Prostatahyperplasie (BPH)

EINLEITUNG

Cialis, bekannt unter seinem universellen Namen Tadalafil, ist ein Arzneimittel, das üblicherweise zur Behandlung von erektiler Dysfunktion (erektile Dysfunktion, ED) und benigner Prostatahyperplasie (BPH) eingesetzt wird. Es wird auch zur Behandlung von pulmonal-arteriellem Bluthochdruck (PAH) eingesetzt, obwohl dies eine weitaus seltenere Indikation ist. Cialis ist eine der bekanntesten und wirksamsten Kapseln in der Klasse der als PDE5-Hemmer bezeichneten Arzneimittel, die zur Verbesserung des Blutflusses und zur Erlangung und Aufrechterhaltung einer Erektion eingesetzt werden können.

Was ist Cialis (Tadalafil)?

Cialis ist ein verschreibungspflichtiges Arzneimittel, das zu einer Gruppe von Arzneimitteln gehört, die als Phosphodiesterase-Typ-5-Hemmer (PDE5-Hemmer) bezeichnet werden. Es wurde vom Pharmaunternehmen Eli Lilly and Company entwickelt und 2003 von der US-amerikanischen Food and Drug Administration (FDA) zur Behandlung von Erektionsstörungen zugelassen.

Neben der Behandlung von Erektionsstörungen ist Cialis von der FDA zur Behandlung der benignen Prostatahyperplasie (BPH) zugelassen, einer Erkrankung, bei der die Prostata vergrößert wird, was zu Harnproblemen wie häufigem Harndrang oder Schwierigkeiten beim Harnlassen führt. 2009 wurde das Medikament auch zur Behandlung von pulmonaler arterieller Bluthochdruck (PAH) zugelassen, einer Erkrankung, bei der hoher Blutdruck die Arterien in der Lunge beeinträchtigt, was zu Symptomen wie Kurzatmigkeit und Müdigkeit führt.

Wie wirkt Cialis?

Cialis wirkt, indem es das Enzym Phosphodiesterase Typ 5 (PDE5) hemmt, das eine Schlüsselrolle bei der Regulierung des Blutflusses im Penis spielt. Wenn dieses Enzym gehemmt wird, sammelt sich der chemische Stoff zyklisches GMP an, was zu einer Entspannung der glatten Muskulatur und einer erhöhten Durchblutung des Penis führt. Dadurch können Männer mit erektiler Dysfunktion eine Erektion bekommen und aufrechterhalten, während sie sexuell motiviert sind.

Bei BPH hilft Tadalafil, indem es die glatten Muskeln in Prostata und Blase entspannt und Symptome wie häufiges Wasserlassen, Schwierigkeiten beim Beginn des Wasserlassens und unvollständige Entleerung der Blase lindert.

Bei PAH hilft Cialis, indem es die Blutgefäße in der Lunge entspannt, den Blutfluss verbessert und den Druck in den Lungenarterien senkt.

FDA-Zulassung und -Anwendung

• Erektile Dysfunktion (ED): Cialis wurde 2003 von der FDA zur Behandlung von erektiler

Dysfunktion zugelassen. ED ist ein Zustand, bei dem ein Mann Schwierigkeiten hat, eine für Geschlechtsverkehr ausreichende Erektion zu bekommen oder aufrechtzuerhalten. Cialis wird von vielen Männern wegen seiner langen Halbwertszeit (bis zu 36 Stunden) bevorzugt, die im Vergleich zu anderen Medikamenten wie Viagra (Sildenafil) ein breiteres Zeitfenster für sexuelle Aktivität bietet.

• Benigne Prostatahyperplasie (BPH): Im Jahr 2011 wurde Cialis zur Behandlung von BPH zugelassen. Es kann allein oder in

Kombination mit anderen Medikamenten (wie Alphablockern) verschrieben werden, um die Symptome einer vergrößerten Prostata zu behandeln.

• Pulmonale arterielle Hypertonie (PAH): Tadalafil wird auch zur Behandlung von pulmonaler arterieller Hypertonie verwendet, einer schweren Erkrankung, die Herz und Lunge betrifft. Es wurde von der FDA für diese Indikation unter dem Markennamen Adcirca im Jahr 2011 zugelassen.

2009. Es erleichtert die Entspannung der Lungenarterien,

senkt den Blutdruck in der Lunge und verbessert die körperliche Leistungsfähigkeit der Betroffenen.

Wichtige Punkte, die Sie über Cialis wissen sollten:

• Langanhaltende Wirkung: Einer der größten Vorteile von Cialis gegenüber anderen Potenztabletten ist seine lange Wirkungsdauer, die bis zu 36 Stunden im Körper anhalten kann. Dies hat ihm den Spitznamen „Wochenendpille" eingebracht.

• Tägliche vs. Bedarfsdosierung: Cialis kann entweder nach Bedarf (normalerweise 10–20 mg vor dem sexuellen Verlangen) oder als niedrig dosierte tägliche Tablette (2,5–5 mg) zur kontinuierlichen Behandlung von erektiler Dysfunktion oder gutartiger Prostatavergrößerung (BPH) eingenommen werden. Die Option der täglichen Dosierung ermöglicht Spontaneität, ohne dass sexuelle Aktivitäten geplant werden müssen.

- Wirksamkeit: Cialis hat sich bei der Behandlung von erektiler Dysfunktion als wirksam erwiesen. Studien deuten auf eine enorme Verbesserung der erektilen Funktion und der allgemeinen Lebensqualität bei Männern mit erektiler Dysfunktion hin. Es hat eine ausgesprochen niedrige Nebenwirkungsrate, was es zu einer beliebten Wahl für viele Männer macht.

• Nebenwirkungen: Wie alle Medikamente kann Cialis Nebenwirkungen verursachen, obwohl diese im Allgemeinen mild sind. Häufige Nebenwirkungen sind Kopfschmerzen, Verdauungsstörungen, Rückenschmerzen und Muskelschmerzen. Die meisten Nebenwirkungen sind kurzzeitig und verschwinden innerhalb weniger Stunden. Schwerwiegende Nebenwirkungen wie

Sehstörungen oder Hörverlust sind selten, erfordern jedoch sofortige ärztliche Hilfe.

INDIKATION UND ANWENDUNG VON CIALIS (TADALAFIL)

Cialis (Tadalafil) ist von der FDA zur Behandlung verschiedener Erkrankungen zugelassen, die in den meisten Fällen mit der Gesundheit und dem Herz-Kreislauf-System von Männern zusammenhängen. Seine Vielseitigkeit bei der Behandlung mehrerer Erkrankungen hat es zu einem der am häufigsten verschriebenen Medikamente seiner Klasse gemacht. Nachfolgend finden Sie eine detaillierte Übersicht über seine Hauptindikationen und Anwendungen.

1. Erektile Dysfunktion (ED)

Erektile Dysfunktion (ED), allgemein als Impotenz bezeichnet, ist eines der häufigsten sexuellen Gesundheitsprobleme bei Männern. Es wird als Unfähigkeit beschrieben, eine für Geschlechtsverkehr ausreichende Erektion zu bekommen oder aufrechtzuerhalten.

Wie Cialis bei erektiler Dysfunktion hilft:

Cialis ist vor allem für die Behandlung von erektiler Dysfunktion bekannt. Es wirkt, indem es den Blutfluss zum Penis durch die Hemmung des Enzyms

PDE5 (Phosphodiesterase Typ 5) erhöht. Dieses Enzym baut normalerweise zyklisches GMP ab, ein Molekül, das zur Entspannung der glatten Muskeln in den Blutgefäßen des Penis beiträgt. Durch die Hemmung von PDE5 erhöht Tadalafil die Konzentration von zyklischem GMP, was zu einem verbesserten Blutfluss und der Fähigkeit führt, bei sexueller Erregung eine Erektion zu bekommen und aufrechtzuerhalten.

• Bedarfsgerechte Dosierung: Cialis kann nach Bedarf vor dem Geschlechtsverkehr eingenommen werden, normalerweise beginnend mit 10 mg, mit einer Höchstdosis von 20 mg. Die Wirkung kann bis zu 36 Stunden anhalten und ermöglicht Flexibilität und Spontaneität bei sexuellen Aktivitäten.

- Tägliche Dosierung: Cialis ist auch in einer niedrig dosierten Tagesform (2,5 mg oder 5 mg) für Männer erhältlich, die eine konstante Dosis des Medikaments in ihrem Gerät bevorzugen, was Spontaneität ermöglicht und die Notwendigkeit beseitigt, die Einnahme des Medikaments zu planen.

Wirksamkeit: Cialis ist sehr wirksam bei der Verbesserung der Erektionsfunktion und hat sich als signifikante Verbesserung der Erektionsfähigkeit bei Männern mit ED erwiesen. Seine lang anhaltende Wirkung macht es zu einer beliebten Wahl für Männer, die mehr Freiheit bei der zeitlichen Planung sexueller Aktivitäten wünschen.

2. Benigne Prostatahyperplasie (BPH)

Benigne Prostatahyperplasie (BPH) oder vergrößerte Prostata ist eine Erkrankung, bei der die Prostatadrüse an Größe zunimmt, was häufig zu Harnwegssymptomen wie häufigem Harndrang, Schwierigkeiten beim Wasserlassen, empfindlich auf Harnfluss oder dem Gefühl einer unvollständigen Blasenentleerung führt.

Wie Cialis bei BPH hilft:

Bei Männern mit BPH wirkt Cialis, indem es die glatten Muskeln in der Prostata und der Blase entspannt. Diese Ruhe hilft, die Symptome von BPH zu lindern, den Harnfluss zu verbessern und die Häufigkeit des Wasserlassens, insbesondere nachts, zu reduzieren.

- Dosierung bei BPH: Cialis wird normalerweise in einer Dosierung von 5 mg täglich zur Behandlung von BPH verschrieben. Es kann allein oder in Kombination mit anderen Medikamenten, einschließlich Alphablockern (z. B. Tamsulosin), zur besseren Symptomkontrolle verwendet werden.

- Doppelte Vorteile: Bei manchen Männern kann Tadalafil sowohl bei erektiler Dysfunktion als auch bei BPH helfen, was es zu einer hervorragenden Wahl für

Menschen macht, die gleichzeitig an beiden Erkrankungen leiden.

Wirksamkeit: Cialis hat sich als nachweislich wirksam bei der Linderung der Harnsymptome erwiesen, die mit BPH in Zusammenhang stehen, einschließlich der Verringerung der Anzahl nächtlicher Toilettengänge, der Verbesserung des Harnflusses und der Erleichterung des Beginns des Wasserlassens. Viele Männer finden innerhalb weniger Wochen nach Beginn der Behandlung Linderung ihrer lästigen Harnsymptome.

3. Pulmonale arterielle Hypertonie (PAH)

Pulmonale arterielle Hypertonie (PAH) ist eine seltene und schwere Erkrankung, die durch übermäßigen Blutdruck in den Arterien der Lunge gekennzeichnet ist. Dieser Zustand führt zu Symptomen wie Kurzatmigkeit, Müdigkeit, Schwindel und Schweiß.

Schwellung der Knöchel oder Beine. PAH kann unbehandelt zu Herzversagen führen.

Wie Cialis bei PAH hilft:

Cialis (Tadalafil) ist unter dem Markennamen Adcirca zur Behandlung von PAH zugelassen. Es wirkt, indem es die Blutgefäße in der Lunge entspannt und dadurch den Lungenarteriendruck senkt und den Blutfluss verbessert. Dies trägt zur Senkung des Drucks am Herzen bei und verbessert die körperliche Leistungsfähigkeit.

• Dosis für PAH: Die Standarddosis für PAH beträgt einmal täglich 40 mg und wird normalerweise in Kombination mit anderen Medikamenten eingenommen, um den Zustand unter Kontrolle zu halten.

- Wirksamkeit: Indem Tadalafil die Fähigkeit der Lunge verbessert, das Blut mit Sauerstoff anzureichern, trägt es zur Linderung der Symptome von PAH bei und erhöht die Belastungstoleranz, sodass Betroffene mit weniger Kurzatmigkeit und Müdigkeit körperlich aktiv sein können.

4. Andere Verwendungen (Off-Label und experimentell)

Obwohl Tadalafil von der FDA für diese Zwecke nicht offiziell zugelassen ist, wurde es in medizinischen Einrichtungen für verschiedene andere Anwendungen untersucht:

• Raynaud-Syndrom: Einige Studien legen nahe, dass Tadalafil auch bei Erkrankungen wie dem Raynaud-Syndrom, bei dem der Blutfluss zu Händen und Füßen eingeschränkt ist, häufig als Reaktion auf Blutmangel oder Stress, zur Verbesserung des Blutflusses beitragen kann.

• Pulmonale Hypertonie bei Kindern: In einigen Fällen wurde Tadalafil als Behandlung für pulmonale Hypertonie bei Kindern untersucht, obwohl seine Verwendung bei Kindern noch experimentell ist und eine sorgfältige Überwachung erfordert.

• Chronische Prostatitis: Tadalafil wurde auch auf seine Fähigkeit untersucht, die Symptome einer chronischen Prostatitis zu lindern, einer Erkrankung, die mit einer Prostatainfektion zusammenhängt, die Schmerzen und Harnprobleme verursachen kann.

Dosierung und Verabreichung von Cialis (Tadalafil)

Die Dosierung und Verabreichung von Cialis (Tadalafil) hängen von der zu behandelnden Erkrankung, den Bedürfnissen des Patienten und anderen Faktoren wie Gesundheitszustand, Begleiterkrankungen und eingenommenen Medikamenten ab. Tadalafil wird normalerweise oral in Form einer Tablette eingenommen und ist aufgrund seiner flexiblen Dosierungsoptionen für viele Patienten eine praktische Wahl.

Nachfolgend finden Sie eine Übersicht über die verschiedenen Dosierungsschemata für Erektionsstörungen (erektile Dysfunktion, ED), benigne Prostatahyperplasie (BPH) und pulmonale arterielle Hypertonie (PAH).

1. Erektile Dysfunktion (erektile Dysfunktion, ED)

Dosierung nach Bedarf (nach Bedarf)

Zur Behandlung von erektiler Dysfunktion kann Cialis nach Bedarf vor dem sexuellen Verlangen eingenommen werden. Der Zeitpunkt, die Dosis und die Dauer der Wirksamkeit des Medikaments sind Schlüsselfaktoren, die Cialis für viele Männer zu einer attraktiven Option machen.

- Anfangsdosis: Die übliche Anfangsdosis für die meisten Patienten beträgt 10 mg, die mindestens 30 Minuten vor der sexuellen Aktivität eingenommen werden. Die Wirkung von Cialis kann bis zu 36 Stunden anhalten, es besteht also keine Eile, das Medikament zu ändern.

- Maximaldosis: Die empfohlene Höchstdosis beträgt 20 mg. Es sollte nicht öfter als einmal pro Tag eingenommen werden. Bei einigen Männern kann eine niedrigere Dosis (5 mg) wirksamer und besser verträglich sein, insbesondere bei Personen, die Nebenwirkungen haben oder unter bestimmten gesundheitlichen Problemen leiden.

• Einnahme:

o Nehmen Sie eine Tablette mit oder ohne Mahlzeiten ein.

O Schlucken Sie die Tablette unzerkaut mit Wasser.

O Vermeiden Sie unmittelbar vor der Einnahme von Cialis übermäßigen Alkoholkonsum oder fettreiche Nahrung, da dies die Wirksamkeit des Medikaments verringern kann.

• Wirksamkeit:

o Der Wirkungseintritt kann innerhalb von 30 bis 60 Minuten erfolgen, wobei die besten Ergebnisse normalerweise nach 2 Stunden sichtbar sind.

O Cialis kann bis zu 36 Stunden lang wirken, weshalb es oft auch als „Wochenendpille" bezeichnet wird.

o Sie müssen es nicht täglich einnehmen, es sei denn, Ihr Arzt weist Sie dazu an.

Tägliche Dosierung (Daueranwendung)

Cialis ist auch in täglicher, niedrig dosierter Form erhältlich, was ideal für Männer ist, die regelmäßigen Geschlechtsverkehr erwarten oder sich nicht um den Zeitpunkt ihrer Einnahme kümmern möchten.

• Anfangsdosis: Bei kontinuierlicher täglicher Anwendung beträgt die übliche Dosis 2,5 mg einmal am Tag. Wenn die niedrigere Dosis nicht wirksam ist, kann Ihr Arzt die Dosis auch auf 5 mg pro Tag erhöhen.

• Einnahme:

o Nehmen Sie es jeden Tag zur gleichen Zeit ein, mit oder ohne Essen.

O Dieses Dosierungsschema sorgt für eine kontinuierliche niedrige Tadalafilkonzentration im Blutkreislauf und ermöglicht so spontane sexuelle Aktivitäten ohne die Notwendigkeit, im Voraus zu planen.

• Wirksamkeit:

o Diese Option ist wirksam für Männer, die mehr als zweimal pro Woche Geschlechtsverkehr haben.

O Durch die kontinuierliche tägliche Einnahme ist es nicht mehr nötig, die Medikamente vor dem Geschlechtsverkehr einzunehmen.

2. Benigne Prostatahyperplasie (BPH)

Cialis ist auch zur Behandlung der benignen Prostatahyperplasie (BPH) zugelassen, einer Erkrankung, die durch eine vergrößerte Prostata gekennzeichnet ist, die zu Harnwegssymptomen wie Schwierigkeiten beim Wasserlassen, Durchblutungsstörungen und häufigem Wasserlassen, insbesondere nachts, führen kann.

• Empfohlene Dosis für BPH: Die übliche Dosis für BPH beträgt 5 mg einmal täglich.

- Einnahme:

o Nehmen Sie eine Tablette

5 mg einmal am Nachmittag zur gleichen Tageszeit.

O Cialis kann mit oder ohne Essen eingenommen werden.

- Doppelte Vorteile bei erektiler Dysfunktion und BPH:

o Männern, die sowohl an erektiler Dysfunktion als auch an BPH leiden, wird häufig die tägliche Dosis von 5 mg verschrieben, da sie beide Erkrankungen gleichzeitig behandeln kann.

O In diesen Fällen können die Vorteile einer verbesserten erektilen Funktion und einer Linderung der BPH-Symptome (einschließlich einer verringerten Harnfrequenz) innerhalb weniger Wochen sichtbar werden.

3. Pulmonale arterielle Hypertonie (PAH)

Cialis (Tadalafil) wird auch zur Behandlung von pulmonaler arterieller Hypertonie (PAH) verschrieben, einer schweren Erkrankung, bei der der Blutdruck in den Lungenarterien ungewöhnlich hoch wird, was zu Kurzatmigkeit, Müdigkeit und anderen Komplikationen führen kann.

• Empfohlene Dosis bei PAH: Die normale Dosis bei PAH beträgt einmal täglich 40 mg.

• Einnahme:

o Nehmen Sie einmal täglich eine 40-mg-Tablette zur gleichen Tageszeit ein.

O Tadalafil für PAH wird unter dem Markennamen Adcirca vermarktet.

• Wirksamkeit:

o Tadalafil hilft, die Blutgefäße in der Lunge zu entspannen, wodurch die körperliche Leistungsfähigkeit und die normale Herz-Kreislauf-Funktion verbessert werden.

O Es kann einige Wochen dauern, bis die Wirkung von Tadalafil bei PAH vollständig festgestellt wird, und eine regelmäßige Überwachung durch einen Arzt wird empfohlen.

Allgemeine Überlegungen und Richtlinien

• Nieren- und Leberfunktionsstörung:

o Bei Männern mit leichter bis mittelschwerer

Nierenfunktionsstörung ist im Allgemeinen keine Dosisanpassung erforderlich. Bei schwerer Nierenfunktionsstörung sollte Tadalafil jedoch mit Vorsicht angewendet werden, und eine niedrigere Dosis kann empfohlen werden.

O Bei Patienten mit Leberfunktionsstörung,
insbesondere bei Patienten mit Leberzirrhose, wird im Allgemeinen eine niedrigere Dosis von 10 mg (bei erektiler Dysfunktion) oder 5 mg täglich (bei BPH) empfohlen. Cialis sollte bei Patienten mit schweren

Leberproblemen vermieden werden.

- Ältere Patienten:

o Ältere Erwachsene, insbesondere solche über 65 Jahre, benötigen möglicherweise eine niedrigere Anfangsdosis, da sie möglicherweise eine höhere Empfindlichkeit gegenüber den Medikamenten haben. Eine übliche Anfangsdosis für ältere Patienten beträgt 10 mg für den bedarfsweisen Gebrauch oder 2,5 mg für die tägliche Einnahme.

- Alkohol und Grapefruit:

o Alkohol sollte während der Einnahme von Cialis in Maßen konsumiert werden, da übermäßiger Alkoholkonsum das Risiko von Nebenwirkungen wie Schwindel, Kopfschmerzen oder niedrigem Blutdruck erhöhen kann.

o Grapefruit und Grapefruitsaft sollten während der Einnahme von Tadalafil vermieden werden, da sie den Stoffwechsel des Medikaments beeinträchtigen und das Risiko von Nebenwirkungen erhöhen können.

Verpasste Dosis:

- Für die tägliche Einnahme (erektile Dysfunktion oder BPH):

o Wenn Sie eine Dosis Cialis für die tägliche Einnahme vergessen haben, nehmen Sie diese ein, sobald Sie es sich merken, bis es fast Zeit für Ihre nächste Dosis ist. Nehmen Sie nicht zwei Dosen hintereinander ein, um eine vergessene Dosis nachzuholen.

- Für die bedarfsgesteuerte Dosierung (ED):

o Wenn Sie vor dem geplanten Sexualleben eine Dosis vergessen haben, lassen Sie die vergessene Dosis aus und nehmen Sie Ihre nächste Dosis wie gewohnt ein.

Denken Sie daran, dass Cialis nur einmal täglich eingenommen werden sollte.

Überdosierung:

- Symptome einer Überdosierung:

o Zu den Symptomen einer Tadalafil-Überdosis können starker Schwindel, Ohnmacht, Brustschmerzen oder Priapismus (eine verlängerte und schmerzhafte Erektion) gehören. Wenn Sie eine Überdosis bemerken, suchen Sie sofort ärztliche Hilfe auf.

- Was ist im Falle einer Überdosierung zu tun:

o Wenn Sie mehr als die empfohlene Dosis einnehmen, wenden Sie sich unverzüglich an Ihren Arzt oder gehen Sie in die Notaufnahme.

WIE CIALIS BEI DER STIFF WIRKT

Cialis (Tadalafil) ist ein Phosphodiesterase-Typ-5-Hemmer (PDE5). Um zu verstehen, wie Cialis wirkt, ist es hilfreich, zunächst die biologischen Prozesse zu verstehen, die an der Erlangung und Aufrechterhaltung einer Erektion beteiligt sind, sowie die Wechselwirkung von Tadalafil mit diesen Prozessen.

Cialis wird am häufigsten zur Behandlung von erektiler Dysfunktion (erektile Dysfunktion, ED) eingesetzt, hat jedoch auch andere medizinische

Anwendungen, darunter die Behandlung von benigner Prostatahyperplasie (BPH) und pulmonaler arterieller Hypertonie (PAH). Der Wirkungsmechanismus bleibt in allen Fällen gleich: Es beeinflusst den Blutfluss und die Entspannung der glatten Muskulatur, indem es sich auf das Enzym PDE5 konzentriert.

Hier ist eine Aufschlüsselung der Wirkungsweise von Cialis im Körper für jede seiner Hauptanwendungen:

1. Erektile Dysfunktion (erektile Dysfunktion, ED)

Bei erektiler Dysfunktion (erektile Dysfunktion, ED) ist die Fähigkeit, eine Erektion zu bekommen und aufrechtzuerhalten, aufgrund unzureichender Durchblutung des Penis beeinträchtigt. Während sexuelle Erregung und Stimulation zu einem erhöhten Blutfluss führen, ist bei Männern mit erektiler Dysfunktion die Entspannung der glatten Muskulatur des Penis beeinträchtigt, wodurch ein ausreichender Blutfluss verhindert wird.

So wirkt Cialis bei erektiler Dysfunktion:

1. Sexuelle Stimulation:

o Wenn ein Mann sexuell motiviert ist, setzt sein Körper im Penis ein Molekül namens Stickstoffmonoxid (NO) frei. Stickstoffmonoxid ist ein wichtiger Faktor bei der Einleitung einer Erektion.

2. Aktivierung von zyklischem GMP:

o Stickstoffmonoxid stimuliert die Produktion von zyklischem Guanosinmonophosphat (cGMP), einem Molekül, das die glatten Muskeln in den Blutgefäßen des Penis entspannt. Diese einfache Muskelentspannung ermöglicht die Erweiterung der Blutgefäße und erhöht die Durchblutung des Penis.

3. Rolle von PDE5:

o Normalerweise baut das Enzym PDE5 cGMP ab und verhindert, dass es den angenehmen Zustand der Blutgefäße aufrechterhält. Dadurch wird es schwierig, eine Erektion aufrechtzuerhalten.

4. Hemmung von PDE5 durch Cialis:

o Tadalafil, der Wirkstoff in Cialis, hemmt PDE5 und verhindert, dass es cGMP abbaut. Durch die Blockierung von PDE5 erhöht

Cialis den cGMP-Spiegel im Penis, wodurch die Blutgefäße erweitert bleiben und das Blut freier in den Penis fließen kann.

5. Erektion:

o Dies führt zu einer länger anhaltenden und weniger angreifbaren Erektion während der sexuellen Erregung. Es verursacht keine Erektion ohne sexuelle Stimulation, sondern erleichtert dem Körper, auf sexuelle Erregung zu reagieren.

Wichtige Punkte bei erektiler Dysfunktion:

- Cialis erhöht den Blutfluss zum Penis während der sexuellen Erregung, hat jedoch ohne sexuelle Stimulation keine Wirkung.

- Die lange Halbwertszeit von Cialis (bis zu 36 Stunden) bedeutet, dass Männer über einen längeren Zeitraum ein starkes Zeitfenster für sexuelle Aktivität haben, im Vergleich zu anderen Potenzmitteln wie Viagra (Sildenafil), das nur etwa 4-6 Stunden wirkt.

2. Benigne Prostatahyperplasie (BPH)

Bei der benignen Prostatahyperplasie (BPH) vergrößert sich die Prostata, was den Urinfluss einschränken kann. Die Prostata umgibt die Harnröhre, sodass sie bei ihrer Vergrößerung die Harnröhre komprimiert, was zu Harnwegssymptomen wie Schwierigkeiten beim Wasserlassen, häufigem Wasserlassen und Nykturie (häufiges Aufwachen in der Nacht zum Wasserlassen) führt.

Wie Cialis bei BPH wirkt:

1. Entspannung der glatten Muskulatur:

o Die Vergrößerung der Prostata und des Blasenhalses ist teilweise auf die Kontraktion der glatten Muskulatur in diesen Regionen zurückzuführen. Cialis wirkt ähnlich wie bei ED, indem es die glatten Muskeln entspannt.

2. Verbesserte Durchblutung der Prostata:

o Durch die Hemmung von PDE5 hilft Tadalafil, die glatten Muskeln in Prostata und Blase zu entspannen, wodurch der Blutfluss in diese Bereiche verbessert und die Symptome von BPH gelindert werden.

3. Verbesserter Harnfluss:

o Durch die leichte Muskelentspannung in Blase und Prostata gibt es weniger Widerstand gegen den Harnfluss, wodurch das Einleiten und Aufrechterhalten des Harnflusses erleichtert wird und die normale Blasenfunktion verbessert wird.

Wichtige Punkte für BPH:

• Cialis hilft, die mit BPH verbundenen Harnwegssymptome zu lindern, darunter häufiges Wasserlassen, Schwierigkeiten beim Einleiten des Harns und unvollständige Entleerung der Blase.

- Es kann allein oder in Kombination mit anderen Arzneimitteln (einschließlich Alphablockern) verwendet werden, um die Wirksamkeit der Behandlung zu verbessern.

3. Pulmonale arterielle Hypertonie (PAH)

Pulmonale arterielle Hypertonie (PAH) ist eine ernste Erkrankung, bei der der Blutdruck in den Lungenarterien ansteigt, wodurch das Herz schwerer arbeiten kann, Blut durch die Lungen zu pumpen. Mit der Zeit kann dies zu Herzversagen und anderen Kopfschmerzen führen.

So wirkt Cialis bei PAH:

1. Entspannung der Lungenblutgefäße:

o Bei PAH verengen sich die Blutgefäße in der Lunge, wodurch der Druck in den Lungenarterien steigt. Tadalafil wirkt, indem es die glatte Muskulatur in den Lungenarterien entspannt, genau wie es dies im Penis und in der Prostata tut.

2. Senkung des Lungendrucks:

o Durch die Hemmung von PDE5 in den Lungenarterien erhöht Tadalafil den cGMP-Spiegel, was zur Entspannung und Erweiterung der Blutgefäße in der Lunge führt. Dies trägt dazu bei, den erhöhten Blutdruck in den Lungenarterien zu senken.

3. Verbesserte Durchblutung und Sauerstoffversorgung:

o Dadurch fließt das Blut leichter durch die Lunge, was den Sauerstoffaustausch verbessert und die Arbeitsbelastung des Herzens verringert. Patienten mit PAH erfahren häufig eine verbesserte Belastungstoleranz und weniger Kurzatmigkeit.

Wichtige Punkte für PAH:

- Tadalafil senkt den Druck in der Lunge und verbessert die Symptome von PAH wie Müdigkeit, Kurzatmigkeit und Belastungsintoleranz.

- Cialis für PAH wird unter dem Markennamen Adcirca vermarktet.

ENDE

www.ingramcontent.com/pod-product-compliance
Lightning Source LLC
Chambersburg PA
CBHW030047230526
45471CB00003B/976